AÉROTHÉRAPIE

CHAMBRE RESPIRATOIRE ISOLATRICE

AVEC SES DÉPENDANCES

Pour le traitement des Maladies des Voies Respiratoires

Par le Docteur Ernest MAGNANT *(De Gondrecourt)*

ANCIEN INTERNE DES HOPITAUX DE STRASBOURG

MEMBRE CORRESPONDANT DE LA SOCIÉTÉ DE MÉDECINE DE NANCY

ET DE NOMBREUSES SOCIÉTÉS LITTÉRAIRES ET SCIENTIFIQUES

PARIS-AUTEUIL

IMPRIMERIE DES APPRENTIS-ORPHELINS — ROUSSEL

40, rue La Fontaine, 40

1889

AÉROTHÉRAPIE

CHAMBRE RESPIRATOIRE ISOLATRICE

AVEC SES DÉPENDANCES

Pour le traitement des Maladies des Voies Respiratoires

Par le Docteur Ernest MAGNANT (*De Gondrecourt*)

ANCIEN INTERNE DES HOPITAUX DE STRASBOURG

MEMBRE CORRESPONDANT DE LA SOCIÉTÉ DE MÉDECINE DE NANCY

ET DE NOMBREUSES SOCIÉTÉS LITTÉRAIRES ET SCIENTIFIQUES

PARIS-AUTEUIL

IMPRIMERIE DES APPRENTIS-ORPHELINS — ROUSSEL

40, rue La Fontaine, 40

1889

AÉROTHÉRAPIE

CHAMBRE RESPIRATOIRE ISOLATRICE

AVEC SES DÉPENDANCES

POUR LE TRAITEMENT DES MALADIES DES VOIES RESPIRATOIRES

AVANT-PROPOS

Se servir de la respiration elle-même pour traiter les maladies des voies respiratoires, faire entrer dans les poumons soit de l'air pur et stérilisé, c'est-à-dire sans poussières organiques, sans acide carbonique ni vapeur d'eau, soit de l'air sec et chaud à une température toujours constante, soit de l'air comprimé et oxygéné, soit de l'air chargé de substances gazeuses ou volatiles médicamenteuses, donner à toutes les inspirations une quantité constamment identique et constamment dosée de cet air médicamenteux mettre les malades dans les conditions les meilleures et les plus aptes à l'amélioration de leurs organes respiratoires, faire pour ainsi dire le lavage antiseptique de leurs poumons, répéter ces effets curatifs aussi longtemps et aussi souvent qu'il est nécessaire, tels sont en quelques mots les traits sa.llants de la nouvelle méthode que je soumets à l'attention du monde savant.

Par les inhalations et par l'emploi des appareils pulvérisateurs, les substances médicamenteuses pénétrent dans les poumons en plus ou moins grande quantité à la fois, selon la puissance et la durée de l'inspiration. Cette pénétration irrégulière, tantôt activée, tantôt suspendue, tantôt reprise, provoque dans les organes pulmonaires un état de fatigue préjudiciable à l'amélioration.

Malgré les inconvénients qui en résultent, le traitement par les inhalations dans les voies respiratoires est à l'ordre du jour : car la méthode antiseptique ou plutôt antimicrobienne est loin d'avoir dit son dernier mot.

N'emploie-t-on pas déjà les inhalations d'air très chaud (au-delà même de la température du sang) pour obtenir la stérilisation des microbes ou bacilles de la tuberculose et pour les détruire ?

Depuis longtemps déjà j'ai mûri cette idée ; mais les inhalations à l'air libre ne m'ont point donné jusqu'à ce jour les résultats que j'en attendais. C'est ce qui m'a donné la pensée de créer une Chambre Isolatrice ou Chambre Respiratoire, dans laquelle le malade pourrait respirer tout à l'aise l'air chaud qu'on y ferait pénétrer.

Description de mon Appareil Isolateur

Nous supposerons pour l'exposé de ma méthode une Chambre Respiratoire d'une capacité de douze mètres cubes suffisante pour que le malade ou le sujet en expérience y puisse séjourner pendant quelques heures.

L'Appareil tout entier se compose d'une Chambre A A à base rectangulaire hermétiquement close. La hauteur est de $2^m 25$; — un des côtés de la base est aussi de $2^m 25$ et l'autre côté de $2^m 50$. La capacité cubique est par conséquent de 12 250 litres.

Les parois latérales sont en grande partie formées de glaces transparentes pour que le malade puisse être constamment surveillé.

La porte d'entrée B B s'ouvre de dehors en dedans ; les bords garnis de caoutchouc viennent appuyer, quand elle est fermée, contre des rebords également caoutchoutés pour que la coaptation soit parfaite. C'est là un point de construction absolument indispensable ; car il faut complétement isoler de l'air ambiant l'intérieur de la Chambre Respiratoire. Une double poignée interne et externe, non figurée sur le plan, permet de faire mouvoir cette porte.

La Chambre repose sur deux traverses assez épaisses pour qu'on puisse mettre au-dessous d'elle une cuve à eau C C. Un thermomètre est appliqué contre une glace transparente et laisse voir du dehors la hauteur de la colonne de mercure.

Un manomètre à deux tubes ouverts par le haut est disposé de telle façon que l'une des branches est en dehors de la Chambre et l'autre en dedans. Ce manomètre qui contient du mercure sert à reconnaitre par une échelle graduée la différence des pressions.

Plancher inférieur de la Chambre. — Cinq ouvertures SSSSS, dont quatre aux divers angles du plancher et la cinquième vers la partie médiane, d'un diamètre de 25 à 30 millimètres environ, servent de bouches à air.

A chacune aboutit un tuyau à prise d'air d'une disposition spéciale. Ces ouvertures sont bouchées par une soupape sphérique, dite soupape à boulet, qui s'ouvre par l'appel de l'air dans la Chambre Respiratoire et se referme ensuite par son propre poids.

Elle consiste en une sphère métallique s'appuyant sur les bords de l'ouverture qu'elle doit boucher hermétiquement Une bride fixée aux parois de l'ouverture, et passant un peu au-dessus de la soupape-boulet, empêche celle-ci de s'élever à une trop grande hauteur lorsqu'elle est soulevée de bas en haut.

Une disposition importante est encore à signaler . On adapte à la bride qui maintient le boulet un chapeau conique C*h* à sommet inférieur et à base très large. Ce chapeau sert à couper la colonne d'air qui s'élève et à la forcer, comme par un tourbillonnement, à se répandre dans toute la Chambre Isolatrice.

Dans ces conditions, la masse d'air tout entière est en mouvement et se trouve forcément entraînée vers le haut.

Tuyaux à prise d'air. — Sur notre plan un seul de ces tuyaux est dessiné dans son entier. Les positions des quatre autres sont seulement marquées aux points où ils aboutissent aux ouvertures du plancher. Tous ces tuyaux plongent à leur sortie dans une caisse en bois ou en zinc CC remplie d'une eau qu'on chauffe à un degré voulu afin de donner à l'air qui traverse les tubes une température fixée à l'avance.

D'ailleurs cette eau est chauffée par la vapeur d'une petite machine à un cheval qui est employée au fonctionnement des diverses pompes. Comme tous ces tuyaux sont identiques, il suffira d'en décrire un seul.

Sur notre plan il est désigné par les chiffres 1. 2. 3. 4.

L'embouchure ou entrée de l'air 1. en forme de pomme d'arrosoir percée de trous, est située en dehors de la cuve et se trouve séparée du reste du tuyau par un robinet qu'on pourrait utiliser dans les cas de raréfaction de l'air au dedans de la Chambre Respiratoire.

Au dessous de l'embouchure est un manchon cylindrique 2, qui sert à arrêter les microbes et les molécules poussiéreuses contenues dans l'air. Dans ce manchon glisse, comme un piston, un faisceau de lamelles arrondies maintenues reliées entre elles par un pivot central. Ces lamelles recouvertes de coton phéniqué et de gaze antiseptique sont disposées de telle façon que l'air, en traversant le cylindre, soit forcé de les contourner, comme on peut l'observer sur le plan.

On y voit trois lamelles centrales, et deux doubles lamelles latérales maintenues par des attaches au pivot central et livrant passage à l'air dans leur intervalle. Ces points d'attache et le pivot n'ont pas été dessinés sur le plan.

Par cette disposition ingénieuse, on peut enlever et remettre à volonté le faisceau de lamelles en dévissant le couvercle du cylindre-manchon et les préparer facilement pour l'usage auquel elles sont destinées.

Ensuite vient une série de poires creuses en métal 4. 4. 4. 4. au nombre de quatre par tuyau, plus avantageuses que les tubes en U ou à boules de Liebig et contenant soit du chlorure de calcium anhydre, soit de la chaux vive ou de la soude pour l'absorption de la vapeur d'eau et de l'acide carbonique.

Ces poires métalliques sont disposées ainsi :

Une languette verticale L sépare chacune d'elles en deux parties égales et intercepte la communication par la base. Sur cette languette repose, comme sur une selle, un double panier à mailles assez larges contenant soit du chlorure de calcium, soit de la chaux vive. L'air, arrivant par l'embouchure, contourne la languette et le panier en passant par C et pénètre à l'ouverture du plancher, déchargé de son eau et de CO^2.

L'avantage de ce système, c'est que le panier mobile peut être enlevé à volonté et remplacé par un autre. Il suffit pour cela de dévisser le couvercle DE et de le réadapter.

Dans l'hygiène des appartements, ces poires en métal de mon invention pourraient rendre de bien grands services si l'on avait soin à l'avenir de remplacer les bouches à air qui servent à la ventilation de ces appartements par des tuyaux semblables à ceux dont je viens de donner la description.

Plafond de la Chambre Respiratoire. — Ce plafond est percé de six ouvertures 0. 0. 0. 0. 0. 0. de 25 à 30 millimètres de diamètre par où s'échappe l'air aspiré par les ventilateurs. La multiplication des ouvertures tant au plafond qu'à la base a pour but le renouvellement à peu près absolu de l'air intérieur de la Chambre Respiratoire. De ces ouvertures partent des tubes métalliques qui se rendent dans une sphère creuse, Sph, maintenue au dessus du plafond.

A cette sphère aboutissent les tuyaux des ventilateurs, le tube T du bassin à eau aspirateur VV et le tube T' d'une pompe pneumatique aspirante PA. Au-dessus de la sphère métallique un robinet est adapté à ces deux derniers tuyaux.

Réservoir d'eau. — Sur un des côtés de la Chambre Respiratoire est un grand bassin cylindrique VV plein d'eau d'une capacité au moins égale à celle de la première. Ce bassin se vide par un robinet RR adapté à la base ; et l'eau qui s'en écoule aspire l'air de la chambre isolatrice qui est remplacé alors par de l'air pur et stérilisé provenant des tuyaux à prise d'air.

Pour remplir le bassin lorsqu'il est vide, on ferme le robinet R du tuyau T, et l'on ouvre le robinet R' d'un tube à air et celui R'' d'un grand réservoir d'eau BS situé au-dessus du premier et alimenté par une pompe et un puits.

Pompe pneumatique aspirante. — Elle fait fonction de ventilateur et sert aussi à renouveler l'air de la Chambre Respiratoire. Il n'y a rien de particulier dans sa description. Cette pompe PA, fabriquée comme toutes les pompes aspirantes, communique par un tuyau T' avec la sphère métallique S*ph*, et est mue, comme toutes les autres pompes de l'appareil, par une machine à vapeur.

On pourrait croire que le réservoir d'eau fait double emploi avec la pompe pneumatique aspirante. Rien n'est moins vrai pourtant ; car avec celle-ci la promptitude, l'irrégularité de l'aspiration, le fonctionnement par à coups produiraient dans l'intérieur de la Chambre Respiratoire des courants intenses, tourbillonnants, toujours incommodes pour le sujet en expérience. La pompe à air sert à ventiler la Chambre Isolatrice avant que le malade y doive pénétrer. On peut même dans certains cas faire passer des courants d'air très-chaud pour purifier complètement la chambre et y détruire les miasmes apportés par le séjour antérieur d'un autre malade.

Machine pneumatique à compression. — Elle communique avec la Chambre Respiratoire par un tuyau se rendant à l'une de ses parois latérales, et elle y fait entrer de l'air comprimé, de l'oxygène ou tout autre substance gazeuse ou volatile dont il plairait de suivre l'expérimentation. Il suffit pour cela de mettre en communication le tube X soit avec un tuyau à prise d'air, soit avec un ballon d'oxygène ou d'autre gaz, soit avec un air mélangé de goudron, d'essence de pin, d'huiles essentielles aromatiques, de nitrite d'amyle (accès d'asthme), soit avec de l'air ammoniacal (traitement de la phthisie par l'air des étables), etc.

Le manomètre indique le degré de compression par la différence de niveau des deux colonnes mercurielles, et par conséquent la quantité de substance médicamenteuse introduite dans la Chambre Isolatrice.

Cette machine à compression PG n'offre rien de particulier. C'est un corps de pompe à piston plein. La soupape inférieure conique, maintenue par un ressort, s'ouvre de haut en bas. Sur l'un des côtés du corps de pompe, un tube fermé par une soupape conique s'ouvrant de dehors en dedans peut être mis en communication avec les diverses substances gazeuses qu'il s'agit d'introduire dans la Chambre Respiratoire.

Fonctionnement de l'Appareil Isolateur.

Quoique cet appareil ait été imaginé en vue d'un traitement spécial de la phtisie pulmonaire, il est à même d'être utilisé dans d'autres maladies du système respiratoire, asthme, laryngite, et dans des affections diverses, telles que l'anémie, les névropathies, les rhumatismes, la goutte, etc.

Il est certain aussi qu'en l'établissant sur un grand modèle, en multipliant au besoin ses Chambres, l'Appareil Isolateur rendrait de grands services dans de nombreux établissemeuts de villes d'eaux, dans les sanatoria, dans les hôpitaux, dans les casernes, dans les lycées et surtout dans les cliniques spéciales ayant trait aux maladies des voies respiratoires.

Prenons un exemple afin de bien faire comprendre le mécanisme de notre appareil. Supposons donc un malade qu'on désire traiter par l'air sec, chaud à 35° et en même temps comprimé à un quart d'atmosphère.

On commence par chauffer avec la vapeur de la petite machine motrice l'eau de la cuve CC jusqu'à 40°, puis on fait fonctionner la pompe pneumatique aspirante PA qui renouvelle rapidement l'air dans la Chambre et la purifie par les courants intenses qu'on y développe.

Ensuite le malade pénètre dans l'appareil, et la porte se referme hermétiquement derrière lui. Il est donc isolé, et de plus il se trouve dans un milieu dont la température a été amenée sensiblement à 35° par l'air chauffé pendant son passage à travers les tubes à prise d'air. Du reste, le thermomètre intérieur, qui permet de le constater, donne en revanche la faculté de régler la chaleur afin d'atteindre ce résultat.

On ouvre alors le robinet RR du bassin plein d'eau VV.

L'eau qui s'écoule aspire l'air de la Chambre qui est remplacé par de l'air stérilisé et entièrement privé de son acide carbonique et de sa vapeur d'eau.

Les dimensions du robinet RR sont calculées pour que l'air puisse être renouvelé en moins de dix minutes, et celles des tubes à prise d'air le sont également pour que, le courant intérieur étant au dessous de trois mètres de vitesse par seconde, le malade ressente alors un sentiment de bien-être comme s'il était exposé au doux vent du zéphir dont la vitesse moyenne est tout au plus de trois mètres à la seconde.

Les poudres absorbantes dans les poires métalliques agiront aussi d'autant mieux sur l'air qui les traverse que l'aspiration sera plus lente et plus régulière. C'est pour remplir ce double but que j'ai donné au tube cylindrique du robinet RR un diamètre maximum de 8 centimètres et aux divers tuyaux à prise d'air un diamètre de trois centimètres environ.

Le calcul permet d'ailleurs de trouver ces diamètres.

Le premier problème peut être ainsi posé : *Quelle doit être la section du robinet RR pour que l'air de la Chambre isolatrice soit renouvelé en dix minutes, en supposant la capacité de cette chambre de 12 mètres cubes ?*

La vitesse d'écoulement, à la sortie d'un orifice, est proportionnelle à la racine carrée de la hauteur du niveau, dans le réservoir, au dessus du centre de l'orifice.

Cette vitesse est représentée par $v = \sqrt{2\,gh}$; g étant la vitesse acquise au bout de l'unité de temps, $g = 9,^{m}8088$:— h étant la hauteur du bassin ; la hauteur moyenne peut être évaluée à 2 mètres.

Autre formule. — La dépense effective d'un orifice est égale au produit de la section par la vitesse des molécules au moment où elles traversent cette section.

La section d'un cylindre, étant un cercle, peut être représentée par la formule πR^2, R étant le rayon de cette section.

Faisons l'application de ces formules pour trouver R.

Dans la formule $v = \sqrt{2\,gh}$, remplaçons g par 9,8088 et h par 2, nous avons $v = 6,26$.

Le volume du liquide qui sort dans une seconde ou la dépense théorique est donc $\pi R^2 \times 6,26$; mais la dépense effective est moindre que la dépense théorique, elle n'est que les 0,62, à cause de la constitution et de la contraction des veines liquides.

Or, dans le cas actuel, pour que l'écoulement de douze mètres cubes ait lieu en dix minutes, il faut dans une seconde l'écoulement de 50 litres ou de $0^{MC}020$.

Nous avons donc $(\pi\ R^2 \times 6,26)\ 0,62 = 0,020$; d'où $R = 0,01$. Le rayon de l'orifice devrait donc être de quatre centimètres.

Le second problème à résoudre est beaucoup plus simple : *Quelle doit être la section d'un tuyau à prise d'air ?*

Si cinq tubes sont destinés à livrer passage à 12 mètres cubes d'air en dix minutes ou autrement dit en 600 secondes, un seul tube donnera passage à cinq fois moins, c'est-à-dire à quatre litres dans une seconde. Pour une vitesse de deux mètres à la seconde il suffirait d'un diamètre de vingt-quatre millimètres.

Revenons maintenant au fonctionnement de l'appareil. Quand l'eau du bassin VV s'est écoulée et que l'air est renouvelé, on ferme le robinet R au-dessus de la sphère métallique, puis on adapte le tube X de la pompe pneumatique PG à un tuyau à prise d'air, et l'on fait fonctionner la pompe jusqu'à ce que la différence de niveau soit de 19 centimètres au manomètre à mercure.

Viciation de l'air intérieur par le séjour du malade dans l'Appareil.

Le malade, placé dans un milieu entièrement isolé, vicie donc l'air à la longue par sa propre respiration. Cette viciation est d'autant plus faible que la capacité de la Chambre Respiratoire est plus grande. Il faut à l'homme un demi-litre d'air à chaque inspiration ; il y a seize inspirations à la minute ; par conséquent il faut 8 à 9 litres d'air par minute, 500 litres par heure et 12 mètres cubes en 24 heures.

L'absorption de l'oxygène est de 550 litres en 24 heures, le rejet de CO^2 de 500 litres. Il y a dans une Chambre de 12 mètres cubes 2400 litres d'oxygène. Par conséquent, en 24 heures, le malade aurait absorbé le quart de l'oxygène qui y serait contenu ; et pendant les dernières heures, il se trouverait dans un air vicié et peu respirable. Mais si le sujet reste seulement deux heures dans l'appareil, ou si l'on a soin de renouveler l'air toutes les deux heures, voyons alors ce qui se passe.

Le malade absorbe en deux heures au plus 48 litres d'oxygène et rejette dans le même laps de temps 40 litres d'acide carbonique. Il y a donc encore dans la Chambre après ces deux heures

2400 — 43 = 2352 litres d'oxygène, quantité par conséquent suffisante pour qu'on n'ait pas à tenir compte de la diminution.

Quant aux 40 litres de CO_2 qui ont été rejetés par la respiration du malade, on peut même les faire disparaître en grande partie si l'on a soin de mettre dans l'intérieur de la chambre des paniers à chaux et à soude et même des paniers à chlorure de calcium pour l'absorption de la vapeur d'eau produite par le sujet.

Pression intérieure de la Chambre Respiratoire identique à la pression extérieure.

Cet appareil peut encore être utilisé quand la pression intérieure n'est pas différente de celle du milieu ambiant. Dans ces conditions, le renouvellement de l'air pourrait être rendu permanent. De cette façon toute crainte de viciation de l'air par le malade serait écartée.

Avec ce procédé particulier, si l'on voulait faire entrer un air médicamenteux dans la Chambre Respiratoire, il suffirait de détourner à cet emploi un des tubes à prise d'air du plancher de la Chambre.

Raréfaction de l'air.

Avec l'Appareil Isolateur on pourrait aussi mettre le sujet en expérience dans l'air raréfié. Pour cela, on ferme les tubes à prise d'air afin qu'il n'y ait aucune communication avec l'air extérieur ; puis on fait fonctionner la pompe pneumatique aspirante ou bien on fait écouler une partie de l'eau du réservoir jusqu'à ce que la différence de niveau des colonnes du manomètre indique le degré de raréfaction qu'on veut obtenir. On pourrait par ce moyen, diminuant la quantité d'azote, accroître celle de l'oxygène en laissant de nouveau pénétrer l'air extérieur par les tuyaux à prise d'air ou simplement l'oxygène par la pompe à compression.

Conclusions

Malgré la concision qui nous semble de rigueur dans la description de notre Appareil, nous ne croyons pas entrer dans des détails intempestifs en ajoutant que ce traitement nouveau par les voies respiratoires trouve sa source et son aliment dans les idées médicales actuelles. Dans nos recherches, nous nous sommes surtout inspiré de la doctrine microbienne et des remarquables découvertes de notre savant maître et bactériologiste Pasteur ; et notre méthode, basée sur elles, n'est autre que le traitement de Lister appliqué aux organes internes de la respiration.

Nous n'insisterons pas davantage sur les diverses applications industrielles de nos appareils. Ce que nous avons dit suffit pour qu'on se rende compte des multiples destinations auxquelles ils sont à même de répondre.

En resumé *le but qu'avant tout nous poursuivons, c'est la destruction des bacilles de la tuberculose par la chaleur, par l'air chaud, très chaud, à une température même beaucoup plus élevée que celle du sang, et nous avons la prétention d'atteindre ce résultat à l'aide de nos appareils.*

Notice spéciale sur le traitement par l'air chaud des phtisiques et des sujets prédisposés à la tuberculose.

Aujourd'hui toutes les recherches pour la guérison de la tuberculose tendent à la destruction des bacilles contagionnants. C'est que la science admet presque universellement que la phtisie est une maladie contagieuse. L'hérédité, reconnue autrefois comme une grande pourvoyeuse de la terrible maladie, ne joue plus maintenant qu'un rôle tout à fait secondaire.

Donc à n'en plus douter, le bacille de Koch est l'agent contagieux par excellence. Son principal élément de propagation se trouve dans les crachats desséchés des tuberculeux dont les germes pénètrent avec l'air au sein des poumons et peuvent y séjourner un temps plus ou moins long à l'état latent.

Vienne une circonstance favorable à l'éclosion de ces germes, une bronchite, une anémie, une disposition organique héréditaire etc : alors les bacilles se développent, pullulent et forment les noyaux tuberculeux.

D'après l'axiome hyppocratique : *sublatâ causâ, tollitur effectus*, si l'on parvient à détruire les bacilles, la marche de la phtisie sera enrayée.

Mais comment y parvenir ? Evidemment, on a dû songer aux antiseptiques ou pour mieux dire aux antimicrobiens.

Les uns se sont servis des voies stomacales pour faire pénétrer certains antiseptiques : l'acide phénique, le camphre, l'eucalyptus, le goudron, la créosote, le tannin, etc. D'autres ont employé la méthode endermique : ils ont utilisé les injections hypoderniques de phénol, d'eucalyptol, etc.

Enfin quelques-uns mieux avisés ont eu recours aux inhalations directes par les voies respiratoires et aux pulvérisations de substances médicamenteuses diverses.

Les inhalations d'acide fluorhydrique, les dernières en vogue, paraît-il, font merveille. J'ai employé pour mon compte personnel les inhalations d'air légèrement imprégné d'ammoniaque gazeux. Le résultat a été tout autre que je l'espérais. Toutes ces inhalations provoquent une toux intense, une irritation très incommode ; et l'on oserait presque dire que ces divers traitements sont capables de produire un effet à peu près identique au pavé de l'ours du bon La Fontaine.

Quel est donc l'élément non irritable, bienfaisant, parfaitement toléré, qui, pénétrant jusque dans les dernières ramifications de l'arbre pulmonaire, soit à même d'atteindre tous les bacilles et de les détruire? Cet élément, c'est l'air chaud.

Il est reconnu que le bacille de Kock ne résiste pas à une température de 80°, et que même de 50 à 60° atteint dans sa vitalité, il est devenu inapte à se reproduire.

Avec les bains d'air chaud dans le poumon, on obtiendra en définitive l'effet que les inhalations antiseptiques ont été jusqu'à ce jour impuissantes à produire.

Les étuves sont instituées dans un grand nombre de villes d'eaux et d'établissements balnéaires. On sait que leur température varie de 40 à 50° au besoin. La vapeur d'eau qui s'en dégage est excessive ; et les malades néanmoins sont contraints de rester dans un milieu ainsi surchauffé pendant 15 à 20 minutes. Il est constant que la vapeur d'eau est un élément fort nuisible aux fonctions respi ratoires, qu'autrement dit l'air chargé d'humidité est difficilement supporté par les poumons lorsque la température est élevée.

L'air sec au contraire permet d'atteindre à de hauts degrés de chaleur sans que la fonction pulmonaire soit entravée. Mais dans ce dernier cas, pour que le malade éprouve de l'air fortement surchauffé une impression agréable et bienfaisante, il faut donner à ses poumons la même quantité d'oxygène c'est-à-dire d'air respirable que dans les conditions normales de l'existence.

On sait que le volume de l'air varie avec la température, que s'il faut à l'homme un demi-litre d'air à zéro, à 50 degrés par exemple ce demi-litre d'air, dilaté par la chaleur, contiendra moins d'oxygène qu'il n'en faut pour les échanges gazeux au sein des poumons. C'est précisément dans le but de remédier à cette quantité insuffisante que la machine pneumatique à compression trouve son utile application.

Examinons maintenant les variations de volume que fait subir la température à l'air de notre Chambre Respiratoire de douze mètres cubes. D'après la formule $V' = V(1 + \alpha t)$, α étant le coefficient de dilatation équivalent à 0,00366, le volume de 12000 litres d'air à 0° serait à 35° de 13237 lit. — à 50° de 14196 lit. — à 60° de 14535 lit. — à 80° de 15513 lit. etc.

Le second problème à résoudre serait celui-ci : Quelle pression faut-il employer pour ramener, par exemple, le volume 13537 lit. à la capacité de la Chambre Respiratoire c'est-à-dire à 12000 lit. ?

Appelons x cette quantité et h la pression atmosphérique. D'après la loi de Mariotte, les volumes sont en raison inverse des pressions. On a donc

$$\frac{13537}{12000} = \frac{h + x}{h} \quad \text{d'où } x = \frac{1537\,h}{12000} = 0,127\,h.$$

Si la pression atmosphérique est de 0,76, il faut employer une pression faisant équilibre à une colonne de mercure de 86 millimètres.

On devra donc faire fonctionner la machine pneumatique à compression jusqu'à ce que la différence de niveau dans les deux colonnes mercurielles du manomètre soit de 86 millimètres.

Sur une table spéciale annexée à l'appareil seront inscrites les pressions se rapportant aux divers degrés de température.

Je ne doute pas qu'avec mes appareils un malade soit en état de supporter une température de beaucoup supérieure à celle qu'on serait à même de lui faire subir dans les étuves, et que sous cette influence il fasse l'antisepsie de ses poumons au point d'en détruire et les bacilles qui y séjournent à l'état latent et les bacilles qu'a engendrés l'évolution de la tuberculose.

Le traitement par l'air sec et chaud est donc à la fois préventif et curatif de la Phtisie pulmonaire.

Examen de quelques objections

Parmi les quelques objections fondées qui pourraient être faites au traitement à l'aide de nos appareils, la plus importante est celle-ci : Puisque le bacille de Koch est détruit à 65° et plus sûrement à 80°, est-il possible de faire subir au malade en traitement un séjour dans l'Appareil Respiratoire suffisant pour obtenir ce résultat ?

Je ne crois pas que de but en blanc on ait la témérité d'atteindre à ces degrés. Il est possible que, par une gradation insensible et progressive, on parvienne à tout le moins à en approcher ; mais si les bacilles peuvent être stérilisés à une température moindre, et mon expérience m'autorise à le croire, il devient alors bien inutile d'exposer le patient à des températures aussi élevées.

Voici d'ailleurs comment l'objection peut être combattue. Des crachats de phtisiques contenant le bacille de Koch, autrement dit contagieux, sont stérilisés quand on les traite à une température de 60° pendant plusieurs heures. Leurs éléments, mis dans un bouillon de culture, cessent de produire des colonies de bacilles.

D'autres recherches auxquelles je me livre en ce moment me permettront de découvrir la température minimum suffisante pour la stérilisation des crachats contagieux ; et je ne suis pas éloigné de croire qu'une température légèrement supérieure à celle du sang et prolongée pendant quelques heures à des reprises différentes est à même de remplir le but et de faire ainsi tomber l'objection.

Cette idée d'ailleurs repose sur des données déjà acquises à la science ; car il est reconnu que les bacilles perdent de leur virulence par l'élévation de la température. Il en est du bacille de Koch comme de celui du choléra des poules dont la démonstration en a été faite d'une façon concluante par M. Pasteur lui-même.

En attendant que la vérité se fasse jour sur ce point encore controversé, il est bon de porter progressivement la température jusqu'à 65°.

Enfin avant de conclure, j'ajouterai que le traitement préventif ne nécessite pas une température aussi élevée que le traitement curatif. Cela est dû à ce que les germes à l'état latent sont moins résistants à la chaleur que les germes en pleine activité de pullulation. Quant à ceux-ci, ils donnent naissance à des produits durables que le traitement répété par l'air chaud contraint à rétrograder en des germes végétatifs plus sensibles alors aux effets de la stérilisation.

Conclusion. — Des températures relativement peu élevées et renouvelées souvent amènent la régression des cellules morbides contagionnantes et les stérilisent à la longue.

Ernest MAGNANT.

Paris-Auteuil. — Imp. des Apprentis-Orphelins — ROUSSEL, 40, rue La Fontaine.

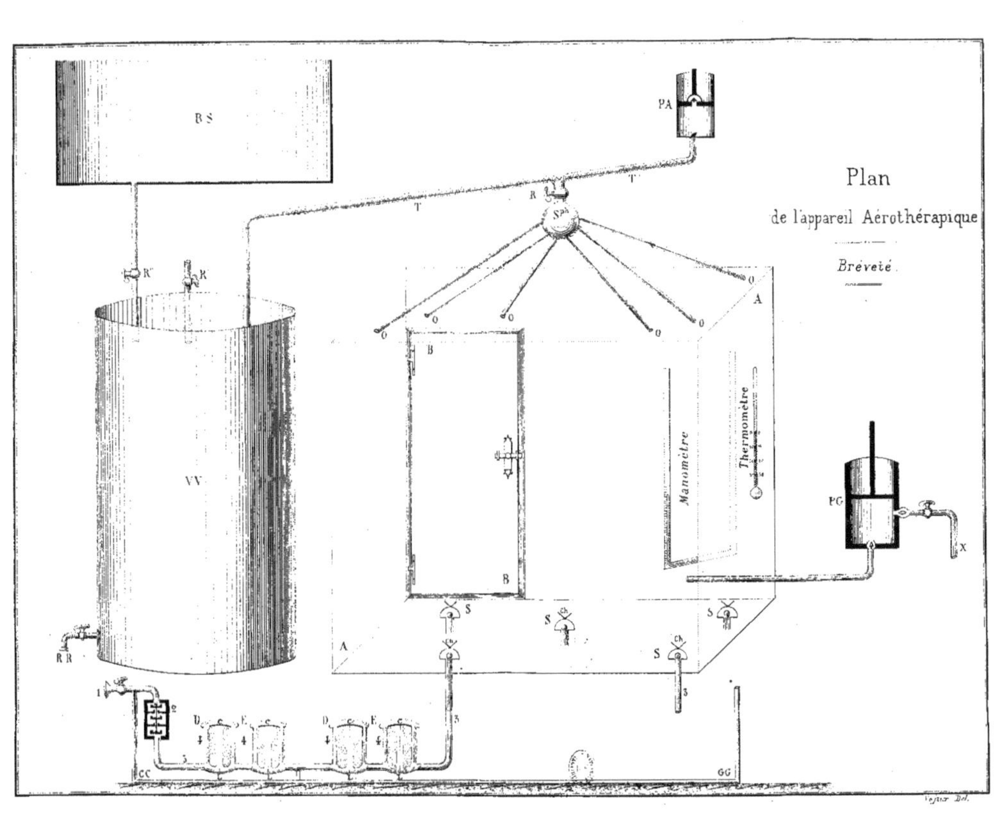

B S
PA
Plan
de l'appareil Aérothérapique
Breveté
R
R"
R
VV
SP
B
A
O
O
O
O
O
Manomètre
Thermomètre
B
PG
X
S
S
S
S
S
R R
A
1
2
D E
D E
3
CC
GG

9 782019 290771